DESCRIPTION

D'UNE

ÉPIDÉMIE DE BÉRIBÉRI

OBSERVÉE

A BORD DU NAVIRE *MARIE-LAURE*

PAR

M. LE Dr DOUNON

MÉDECIN DE 1re CLASSE DE LA MARINE

TOULON

TYPOGRAPHIE L. LAURENT, RUE NATIONALE, 49

1878

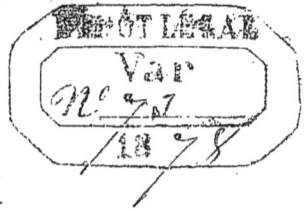

DESCRIPTION

D'UNE

ÉPIDÉMIE DE BÉRIBÉRI

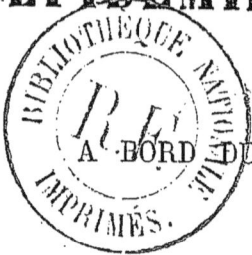

OBSERVÉE

A BORD DU NAVIRE *MARIE-LAURE*

PAR

M. LE Dr DOUNON

MÉDECIN DE 1re CLASSE DE LA MARINE

TOULON

TYPOGRAPHIE L. LAURENT, RUE NATIONALE, 49

—

1878

DESCRIPTION

D'UNE

ÉPIDÉMIE DE BÉRIBÉRI

Dans un voyage d'immigration que j'ai fait à bord de la *Marie-Laure* en 1875, j'ai assisté à une épidémie de béribéri fort grave. Je me suis livré à des études consciencieuses sur les malades et je crois être arrivé à découvrir la nature réelle de cette affection. Sa description est donc le véritable but de ce mémoire ; mais je crois devoir aussi énumérer les diverses conditions de navigation et d'hygiène qui me paraissent avoir exercé une influence plus ou moins manifeste sur la production de cette épidémie.

La traversée a duré cent soixante et onze jours, du 9 juillet au 27 décembre, c'est-à-dire plus du double des traversées ordinaires ; elle a été accidentée par des péripéties sans nombre. Cette prologation inusitée du voyage a joué un rôle essentiel sur lequel j'insisterai plus loin.

La température a été modérée pendant toute la traversée ; ainsi, sur le pont, le chiffre maximum a été de 27°, le minimum de 9° 5 ; dans les faux-ponts le maximum a été de 29° et le minimum de 14°. Les températures ont été prises constamment trois fois par jour et on a toujours observé que la différence entre le pont et les faux-ponts n'était que trois degrés à trois et demi, même la nuit ; cela est dû à la grandeur des panneaux de la *Marie-Laure*, au ventilateur et aux manches à vent qui étaient installées en permanence.

Le service a été installé selon le règlement. Les vivres ont été pris à chaque relâche selon les proportions exigées par le cahier des charges ; ils étaient toujours de bonne qualité. Je dois rendre justice au capitaine M. de Floris qui a cherché à remplir aussi bien que possible les conditions du marché.

Je crois devoir signaler ici l'insolence, l'insubordination des Indiens, qui, se sentant sur le chemin de leur pays, reprennent le superbe dédain que leurs frères de l'Inde professent pour les Européens. Leur contact avec les races noires les a déjà viciés, de sorte qu'ils forment des convois fort difficiles à conduire ; le rotin même ne suffirait pas, et il est défendu de l'employer. Les musulmans surtout se signalent par leur esprit réfractaire. Je ne dois pas laisser ignorer du reste que, contrairement au règlement qui fait perdre à tout Indien condamné le droit de rapatriement, nous avions, d'après des dossiers exacts, plus des deux tiers de nos hommes et plusieurs femmes qui avaient subi des peines infamantes et dont on tenait à se débarrasser. On peut juger par là des difficultés que j'ai rencontrées. Ce renseignement pourrait être utile à plus d'un de mes confrères qui aurait le droit d'exiger le dossier de chacun de ses immigrants.

Tableau des maladies observées.

	JUILLET.	AOUT.	SEPTEMBRE.	OCTOBRE.	NOVEMBRE.	DÉCEMBRE.	TOTAUX.
Diarrhée....................	1	»	»	»	»	»	1
Embarras gastrique........	1	2	»	1	»	»	4
Dyssenterie................	1	»	»	»	»	»	1
Fièvre intermittente........	»	»	1	»	»	»	1
Bronchite..................	»	»	»	4	»	»	4
Névralgie orbitaire.........	»	»	1	»	»	»	1
Fièvre éphémère...........	»	»	1	»	»	»	1
Epilepsie..................	»	1	»	»	»	»	1
Herpès cutané.............	»	»	1	»	»	»	1
Rhumatisme articulaire	»	1	»	»	»	»	1
Débilité congénitale........	»	1	»	1	»	»	2
Amygdalite................	1	»	2	»	»	»	3
Phthisie pulmonaire........	»	1	»	»	»	»	1
Stomatite	2	12	5	10	4	15	48
Albuminurie gravidique....	»	»	1	»	»	»	1
Muguet....................	»	1	»	»	»	»	1
Eczéma....................	1	»	1	»	»	»	2
Varicelle..................	»	1	»	»	»	»	1
Néphrite..................	»	»	1	»	»	»	1
Béribéri...................	»	2	»	2	10	14	28

Le cadre chirurgical n'a rien présenté à signaler qu'une luxation de la hanche survenue le jour du départ, qui a été immédiatement réduite, et de nombreuses plaies de chique.

Tableau des décès.

	JUILLET.	AOUT.	SEPTEMBRE.	OCTOBRE.	NOVEMBRE.	DÉCEMBRE.	TOTAUX.
Béribéri.................	»	2	»	2	8	14	26
Pleurésie	»	1	»	»	»	»	1
Débilité congénitale	»	1	1	»	»	1	3
Tuberculose pulmonaire....	»	»	1	»	»	»	1
Dyssenterie aiguë.........	»	»	»	»	2	»	2
Infiltration urinaire........	»	»	»	»	»	1	1

La simple inspection de ces tableaux démontre que, à part la stomatite et le béribéri, aucune autre maladie ne mérite l'attention.

La stomatite survenait à la fin de toutes les traversées alors que les vivres frais commençaient à manquer : quarante-huit malades ont été portés sur les listes, mais à certains moments presque tous les Indiens en étaient atteints. Leur langue était rouge, lisse, un peu gonflée, les lèvres gercées, l'ingestion des aliments était pénible ; les femmes et les enfants en ressentaient surtout les atteintes.

Mais le béribéri dominé de beaucoup la scène pathologique ; l'épidémie s'est manifestée vers le commencement d'octobre, un peu avant l'arrivée au Cap, elle a continué à cette relâche et n'a fait ensuite que progresser jusqu'au jour de l'arrivée.

On ne saurait admettre que le béribéri présente plusieurs formes ; les symptômes sont toujours à peu près identiques, ils ne diffèrent que par leur intensité et par la rapidité de leur évolution.

Chacun de ces symptômes présente une grande importance et demande à être étudié à part.

La période du début est caractérisée par deux symptômes très-remarquables.

Le malade accuse une lassitude, une fatigue telle qu'il ne peut plus ni marcher, ni même se lever ; il reste couché dans une attitude qui relâche les membres, sans bouger ; il est insensible à tout ce qui l'entoure et répond à peine aux questions qu'on lui fait : c'est un des signes les plus caractéristiques du début.

Un autre signe qui a aussi beaucoup de valeur est l'anorexie ; les malades ont de la répugnance pour tous les aliments, mais surtout pour le riz qui leur fait horreur ; ils restent ainsi sans manger de quinze à vingt jours.

Ces symptômes persistent et augmentent pendant le cours de la maladie, mais en général ils sont seuls au début ; l'hydropisie manque alors, c'est à peine si on voit une légère enflure des joues.

Dans la maladie confirmée, on observe les symptômes suivants : l'intelligence est obtuse, les malades répondent difficilement aux questions qu'on leur pose, l'ouïe devient dure.

Les troubles de la sensibilité, la douleur se manifestent dans des conditions que l'on peut très-bien préciser : si l'épanchement se fait lentement, elle est nulle ; s'il se fait brusquement elle est très-vive ; si l'infiltration se fait aux membres, le liquide en pénétrant dans les intervalles des tissus comprime les rameaux nerveux et occasionne une sensation de piqûre et surtout de brûlure extrêmement pénible et qui arrache des cris aux malades. Si le liquide se développe dans le péricarde, le malade éprouve une douleur rétrosternale très-vive et une angoisse effrayante ; si c'est dans le péritoine qu'il s'épanche, la douleur siége à l'abdomen ; elle est aussi violente que dans les cas de péritonite suraiguë survenant à la suite d'une perforation de l'intestin ou de la vessie.

Le mouvement est profondément troublé, la paralysie devient à la fin à peu près complète.

Les fonctions digestives sont gravement altérées ; la bouche est sèche, pâle, comme exsangue ; l'anorexie est complète par suite de l'atrophie du foie que nous décrirons plus tard ; les selles sont rares, blanchâtres et analogues à de la craie.

Les fonctions urinaires sont à peu près complétement suspendues. Au début cependant les urines sont claires, d'une densité de 1002 ; l'urée y est en proportion insignifiante, de 3 à 4 grammes par litre.

Les organes respiratoires sont fréquemment atteints ; le sérum transsudant dans les bronches devient écumeux et même sanguinolent, de sorte que si on n'était pas prévenu on pourrait croire à une bronchite ou à une pneumonie, d'autant plus que l'on entend des râles dans la poitrine.

Les troubles les plus remarquables se rencontrent dans les voies circulatoires.

Si on percute le cœur, on constate en général qu'il est plongé dans un liquide abondant, que ses bruits sont obscurs et faibles, que ses battements sont imperceptibles à la palpation ; mais même en l'absence d'épanchement, on observe que ses battements sont peu perceptibles, que son bruit est sourd ; le pouls est petit, misérable, facilement dépressible ; ses battements sont beaucoup moins fréquents, ils sont tombés à 55 ou 58.

Le sang présente aussi des altérations remarquables.

Si on pique la peau il sort en bavant, il est liquide comme le sérum, ne se coagule pas et présente une teinte noirâtre livide ; par la dessiccation il laisse une tache à peine visible.

Si on l'examine au microscope, on constate que les globules sont excessivement rares. Dans tout le champ du microscope on ne voit que du sérum et çà et là quelques globules groupés par 5 ou 6; leur nombre est pour un grossissement de 250 diamètres de 120 à 150, ce qui constitue une réduction de 90 pour cent.

Les globules blancs sont souvent très-abondants. Sur 150 globules rouges on en voit quelquefois 6 et même 8 ou 9.

Les globules rouges présentent des altérations considérables; leur couleur orangée a disparu à peu près complétement; même quand ils se trouvent groupés, ils ont à peine un léger reflet jaunâtre. Ils ressemblent tout à fait à des globules lymphatiques et paraissent formés d'une matière gélatineuse transparente, dont les contours sont très-peu distincts.

Leur forme est complétement altérée; au lieu du cercle régulier, on voit un contour irrégulier, qui présente des dépressions, des saillies, des méplats et qui figure un ovale, une ellipse ou un cœur. La tache centrale affecte les formes les plus variées; elle figure un ovale, une ellipse courbée au centre, un cœur et surtout un cercle plus ou moins irrégulier; elle est petite ou occupe presque toute l'étendue du globule; elle est toujours très-peu foncée.

Ces globules ne se réunissent pas en colonnes comme cela a lieu dans le sang normal. Dans les cas les plus légers on voit encore quelques piles, mais elles sont petites; les globules qui les forment ne sont pas exactement superposés, plusieurs dépassent l'alignement.

Dans les cas avancés, il se forme bien quelques piles, mais au lieu d'être isolées comme dans le sang normal, elles s'agglutinent entre elles et forment des amas irréguliers, où on ne reconnaît que sur les bords la forme des globules.

Enfin dans beaucoup de cas il ne se forme pas du tout de ces piles. A peine a-t-on le temps d'examiner la préparation, que les globules deviennent dentelés sur leurs bords, granuleux au centre, et qu'ils se dissolvent dans le sérum, de sorte qu'on n'en voit plus un seul.

Ces altérations si graves du sang résultent de l'arrêt complet de la digestion, lequel est produit lui-même par la cessation des fonctions du foie, qui dès le début de la maladie subit la dégénérescence graisseuse ; par suite de cette atrophie les fonctions digestives sont complétement suspendues : l'économie ne recevant plus de matériaux du dehors, les globules sont consommés et ne sont plus renouvelés ; le sérum reste seul et constitue le sang presque exclusivement. Les quelques globules qui restent se trouvant dans un liquide qui n'a plus les propriétés du sérum normal, qui n'est que de l'eau, subissent les altérations que nous avons décrites ; ils deviennent mous et gélatineux.

Cette fluidité excessive du sang rend bien compte de ces épanchements brusques, foudroyants, qui surviennent dès qu'une entrave apportée à la circulation par l'affaiblissement du cœur vient augmenter la tension dans le système vasculaire.

La température du corps est au-dessous du chiffre normal ; je l'ai toujours trouvée à 37° et 37°,1 ce qui fait une différence de 4 à 5 dixièmes de degrés.

L'hydropisie qu'elle se fasse dans les cavités séreuses ou dans les téguments ou dans les deux à la fois, ce qui est fréquent, ne manque presque jamais. Elle survient en général brusquement et atteint d'un coup des proportions énormes, qui constituent son danger le plus grand ; aussi les téguments arrivent parfois en quelques heures à épaissir du double ; la cavité péritonéale est distendue, le péricarde aussi, au point qu'à l'ouverture du corps ces poches bombent et projettent le liquide qu'elles contiennent si on leur fait une piqûre. Cette sérosité est un peu

louche, mais elle ne se coagule pas comme celle des épanchements pleurétiques ; j'en ai souvent recueilli dans un vase, après
la mort il est vrai, mais elle reste toujours liquide.

Il ne faudrait pas croire que le moment où l'hydropisie se
déclare soit le début de la maladie ; ce n'en est que la terminaison. Depuis peut-être un à deux mois un travail sourd,
latent s'opère ; le système musculaire et le cœur sont attaqués
par la dégénérescence graisseuse. Tant qu'ils continuent à fonctionner la santé paraît se conserver, mais le jour où l'organe
central de la circulation est impuissant à remplir son rôle, le
sang devenu très-fluide et sans plasticité par suite de l'alimentation insuffisante, se trouvant arrêté et ne pouvant plus retour-
ner au cœur, laisse passer ses éléments aqueux à travers les
tissus ou dans les cavités séreuses, et les distend jusqu'à les
rompre.

En somme l'hydropisie est le phénomène ultime qui indique
que le cœur est à bout de force et ne peut plus fonctionner ;
aussi quand elle survient les phénomènes marchent avec beaucoup de rapidité. Si elle se fait dans le péricarde ou dans l'abdomen le malade est enlevé en deux ou trois heures, un jour
ou deux au plus, après avoir éprouvé des douleurs atroces, une
angoisse effrayante. Si l'épanchement se fait dans le cerveau, il
a quelques convulsions, perd connaissance et expire au bout de
quelques heures. Le tableau n'est pas moins triste quand
l'hydropisie atteint les membres. Le liquide s'insinuant brusquement et avec violence dans des tissus non habitués à sa présence comprime les filets nerveux et fait éprouver une sensation
de brûlure intolérable, qui est surtout violente à la plante des
pieds, aux genoux, là où les tissus présentent le plus de résistance à la distension. Les pauvres malades disent qu'on leur
met un fer rouge sous les pieds ; ils crient constamment, se
tordent, appellent la mort ; c'est un tableau déchirant. Souvent

l'épanchement ne se borne pas aux membres inférieurs, il remonte aux lombes et je l'ai vu chez un sujet atteindre en même temps le péricarde et le péritoine.

Ces scènes de désolation ne sont fort heureusement pas longues. Le pauvre malade épuisé par la douleur éprouve comme une sidération des centres nerveux ; il ne sent plus de douleur, demande à voir ses parents et se croit complétement guéri. Ce calme de sinistre augure, tout à fait semblable à celui qui précède la terminaison fatale dans la péritonite suraiguë ne dure pas longtemps ; après quelques heures le malade commence à se refroidir, il parle encore et comprend ce qu'on lui dit et s'éteint doucement sans s'être douté que la mort approchait.

Ce mode de terminaison que je viens de décrire s'observe dans quatre-vingt-dix cas sur cent. Dans les dix autres cas on observe, dans sept, que l'épanchement est modéré et se fait successivement, il siége alors dans les téguments, et dans trois il est absolument nul.

Dans les cas où la maladie marche lentement, la terminaison fatale n'en survient pas moins, soit par une syncope, soit par l'invasion brusque du liquide dans une des cavités séreuses, au bout de deux à quatre semaines, au maximum d'un mois.

Les cas où l'épanchement est nul présentent une évolution différente : le malade ne recevant rien du dehors, car il refuse absolument de manger, consume tout ce qui lui reste de matériaux dans son économie ; il arrive à un degré de maigreur tel qu'il n'y a rien d'exagéré à dire que c'est un véritable squelette. Aucune autre maladie, la diarrhée de Cochinchine même, ne présente un degré pareil : la peau est littéralement collée sur les os ; sur deux malades j'ai observé cette forme et leurs yeux excavés, leurs joues enfoncées, les côtes saillantes, le cou réduit à une petite tige osseuse formaient un tableau si frappant que je l'ai toujours présent à l'esprit. La mort est survenue après quinze jours chez l'un et dix-huit jours chez l'autre.

En somme quelle que soit la variété que l'on observe la terminaison est toujours la même, c'est la mort. Le béribéri ne pardonne pas : sur vingt-huit malades, deux seulement, une femme et un jeune garçon, ont guéri, et leur convalescence a été si longue et si pénible que le mot de guérison ne peut guère être appliqué à l'état dans lequel ils se trouvaient.

Le traitement a consisté en toniques : extrait et vin de quinquina et en un régime aussi reconstituant que possible. Il est d'une inutilité absolue, les malades au moment où ils se présentent sont déjà atteints des lésions anatomiques, dégénérescence graisseuse des muscles, du cœur et du foie, lésions qui sont absolument rebelles à tous les agents thérapeutiques et qui conduisent forcément le malade à la terminaison fatale.

L'autopsie révèle des lésions excessivement intéressantes et qui donnent la clef de la maladie. J'en ai pratiqué quatorze, la nuit sur un banc du pont, à la lueur de deux fanaux, assisté par les matelots du bord.

L'expression de la face est calme ; la cornée est un peu opaque et présente à son pourtour un cercle de 1/2 millimètre d'épaisseur, de couleur jaunâtre, d'apparence graisseuse, tout à fait analogue à l'arc sénile.

La cavité thoracique ouverte, on voit les poumons qui sont fort rarement sains. En général ils ne se rétractent pas bien ; extérieurement ils paraissent congestionnés, un peu noirâtres. Si on les coupe on voit que les bronches sont engorgées par des mucosités écumeuses.

Si on enlève la paroi de la poitrine au-devant du cœur avec précaution, on voit le plus souvent le péricarde distendu par un liquide clair citrin, qui est projeté dès qu'on fait une piqûre ;

3

la quantité peut en être évaluée à peu près à 80 centilitres. La paroi de cette membrane est saine et ne présente aucune altération. Le cœur est dans tous les cas recouvert d'une véritable enveloppe de graisse comme d'une sorte de coque ; cette couche est mince relativement, au niveau des ventricules, mais aux oreillettes elle est très-épaisse ; dans certains cas, le cœur a perdu sa forme et apparaît comme une véritable boule ; dans d'autres la couche est mince et on voit par transparence les fibres musculaires.

La coupe de ce viscère montre un tissu pâle, jaunâtre, qui n'a plus du tout l'apparence de celui du cœur normal ; il s'écoule des cavités un sang noir, transparent, très-fluide.

A l'ouverture de l'abdomen on trouve la séreuse péritonéale distendue par une quantité considérable de sérosité, dans certains cas seulement. Le foie présente des altérations très-remarquables ; il a beaucoup diminué de volume et se cache sous les côtes, sa surface extérieure est complétement jaune, de la couleur de la graisse rance. Il présente un pointillé remarquable ; chaque lobule fait une petite saillie. La vésicule biliaire est petite, rétractée et ne contient pas ou presque pas de bile : son volume ne dépasse pas celui d'une noix. A la coupe le tissu du foie présente le même pointillé et la même couleur que la surface, les vaisseaux sont vides et ne donnent pas de sang.

Les intestins sont pâles, blanchâtres, rétractés, de même que l'estomac qui n'a pas plus de la moitié de son volume et se cache dans l'hypocondre ; ils paraissent tout à fait exsangues. Cette rétraction tient à ce que les malades n'ayant pas mangé souvent depuis une à deux semaines les fibres circulaires ont exercé leur contratilicté au point de presque oblitérer la cavité qu'ils limitent.

La vessie est vide, blanche et très-rétractée.

La rate n'a rien d'anormal.

Les muscles striés sont pâles, décolorés et ont une teinte graisseuse très-prononcée.

C'est au microscope que l'on découvre les altérations les plus intéressantes.

Les muscles striés présentent les lésions suivantes : on voit les faisceaux manifestement indurés, compactes et plus ou moins déformés ; ils sont constitués comme par une masse vitreuse et les cassures qui sont très-nombreuses se font par des surfaces nettes et transversales.

Si on examine un faisceau par le travers, on y voit encore des stries transversales peu prononcées, il est vrai ; mais on remarque que le myolemme présente des noyaux ovoïdes, allongés, très-rapprochés et complétement remplis de granulations graisseuses.

Sur une coupe transversale, on voit une masse vitreuse, parsemée de granules graisseux plus ou moins gros, plus ou moins abondants, tout à fait analogue au tissu scléreux amorphe.

Les faisceaux sont isolés les uns des autres par des faisceaux fibreux, entremêlés de nombreuses vésicules graisseuses. On n'y voit aucun vaisseau.

Ainsi il n'y a pas seulement dégénérescence graisseuse des muscles, il y a eu un travail sub-inflammatoire, qui a produit la transformation scléreuse des faisceaux. Les granulations ne sont autre chose que le résidu des fibrilles. Les noyaux du myolemme sont aussi le résultat de ce processus.

Le cœur montre les altérations suivantes : ses faisceaux ne présentent plus du tout de stries transversales ; on les voit formés exclusivement par des traînées fines, très-rapprochées les unes des autres, qui présentent encore quelques fibres intactes, mais qui dans la plus grande partie de leur étendue sont formées de granulations graisseuses. Les filets sont un peu renflés dans certains points qui correspondent aux fibrilles. Ici donc il y a eu seulement dégénerescence graisseuse, c'est un degré moins avancé que dans le muscle.

Nous avons indiqué les caractères extérieurs du foie; au microscope on constate les altérations suivantes : les cellules hépatiques sont confuses, à peine voit-on leur rebord; leur noyau a disparu ou est à peine visible. Elles sont remplies complétement de granulations plus ou moins grosses, graisseuses, réfringentes.

Les vaisseaux et les canaux biliaires sont complétement vides.

En somme les lésions essentielles du béribéri sont : l'atrophie graisseuse du foie ; la dégénérescence graisseuse des muscles et du cœur. Chacune d'elles joue un rôle très-important dans la production de la maladie.

L'atrophie graisseuse du foie qui est complétement détruit et cesse de sécréter de la bile, la suspension des sécrétions de l'estomac et de l'intestin qui sont complétement exsangues, ratatinés et secs à l'intérieur, rendent parfaitement compte de cette anorexie persistante, de cette répugnance invincible pour le riz surtout et pour les autres aliments même les plus délicats, de la rareté des selles, de leur couleur blanche crayeuse.

La dégénérescence scléro-graisseuse des muscles rend compte de cette lassitude extrême, de cette semi-paralysie qui force les malades à rester couchés, sans même changer de position. Les membres inférieurs sont surtout atteints mais les supérieurs présentent un affaiblissement très-prononcé. Les malades à la fin ne peuvent que difficilement porter la main à leur bouche ; les muscles du larynx sont attaqués ; la voix est cassée, la prononciation des mots est difficile ; ils n'arrivent qu'avec peine à se faire comprendre.

La dégénérescence graisseuse du cœur prime de beaucoup comme importance les deux autres lésions : c'est elle qui, par ses progrès, arrive à entraver la circulation et à déterminer l'hydropisie.

Cette dégénérescence précède de longtemps l'explosion des symptômes terminaux : le processus commence deux ou trois mois d'avance, si on en juge par l'état dans lequel on trouve cet organe à l'autopsie : il reste à l'état latent tant que la circulation n'est pas entravée. On peut bien constater que ses battements sont plus faibles, que le pouls est plus petit ; le malade ne s'en doute pas et paraît être en bonne santé, mais l'atrophie faisant des progrès, il arrive un moment où la circulation du sang est entravée ; l'oreillette droite devient tout à fait inactive, la valvule tricuspide est rigide, fixe. Elle présente au centre une ouverture qui laisse passer un peu de sang, mais beaucoup moins qu'à l'état normal ; le sang stagne donc dans le système veineux, il s'accumule de plus en plus : la tension qui y existe est incessamment accrue par le sang qui est envoyé par le ventricule gauche qui se contracte encore et envoie le peu de sang qui passe à travers le ventricule droit. Il arrive un moment où les artères sont à peu près vides et le système veineux gorgé de sang : il se distend pour loger le surplus de sang qu'il reçoit, ses parois luttent pendant quelque temps contre la pression à laquelle elles sont soumises, mais celle-ci augmentant, leur résistance est vaincue, le sérum franchit brusquement les pores des parois des vaisseaux dans les points où elles sont le plus minces, c'est-à-dire dans les capillaires ; il pénètre dans l'épaisseur des tissus, dans les cavités séreuses et produit ces épanchements considérables que l'on retrouve à l'autopsie. Le contact de ce liquide avec des surfaces non habituées à sa présence détermine une excitation telle des filets nerveux sensitifs, que les sensations douloureuses qui sont portées aux centres nerveux ne tardent pas à épuiser leur excitabilité et à anéantir leurs fonctions.

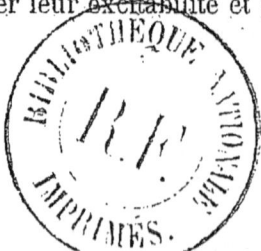

Ce premier épanchement est parfois unique, mais souvent il est suivi d'un autre ; il a cessé dès que la pression a été enlevée, mais celle-ci ne tarde pas à se reproduire ; de nouvelles infiltrations se font parfois à deux ou trois reprises.

Dans les cas les plus légers l'arrêt de la circulation est peu marqué : il y a bien infiltration, mais elle se fait lentement ; elle n'est pas foudroyante, comme dans les cas précédents.

Enfin dans quelques cas la circulation continue à se faire librement, il n'y a pas d'œdème du tout ; c'est dans ce cas que la mort a lieu par autophagie et que la maigreur devient si considérable.

Le béribéri est dû à une alimentation insuffisante. Il ne s'observe que dans les longues traversées parce qu'alors la quantité de vivres frais et surtout de moutons, de légumes, qui est prescrite pour les traversées ordinaires, qui sont de deux mois à deux mois et demi environ, est la même pour une traversée de six mois. A bord de la *Marie-Laure*, j'évalue que les vivres frais duraient à peu près de douze à quinze jours après le départ des relâches, de sorte que le convoi en a eu pendant quarante-cinq jours environ sur cent soixante et onze. Tout le reste du temps les Indiens n'ont eu que du riz avec le cari, et du lard qu'ils refusaient de manger. Ce sont évidemment ces conditions déplorables qui ont causé l'épidémie.

Par suite de cette alimentation insuffisante qui ne fournit plus à l'économie les matériaux nécessaires à son entretien, les organes qui ont le plus besoin de ces matériaux, les muscles striés, le cœur et le foie, bref les organes les plus vivants subissent la regression atrophique, qui les transforme en graisse. Il en résulte une impuissance qui augmente progressivement et qui amène : pour les muscles, la paralysie ; pour le foie, la cessation de ses fonctions et par suite celle des fonctions digestives ; pour le cœur, une entrave à la circulation. De ces trois conséquences la dernière est de beaucoup la plus grave ; le sang entravé dans sa progression, soumis à une forte pression, s'épanche brusquement dans les tissus, dans les cavités séreuses ; l'excitation violente des rameaux nerveux en contact avec le liquide, réagissant sur les centres nerveux, épuise rapidement leur excitabilité et détermine l'anéantissement de leurs fonctions.

BÉRIBÉRI A MARCHE FOUDROYANTE

MOUTOUVIRIN VELLAYEN (homme ; vingt-sept ans).

Cet homme avant de se présenter à la visite était bien portant, assez gras et ne paraissait pas du tout malade. Ce même jour il était venu à la visite du matin, se plaignant d'une névralgie dentaire, quand subitement vers minuit il a été pris d'une violente douleur au cœur, avec sensation d'angoisse et d'étouffement imminent ; la douleur existe aussi à l'abdomen, la palpation de ces régions arrache au malade des cris déchirants. La face est prostrée et exprime une anxiété extrême ; les traits sont contractés et grippés. La respiration est exclusivement diaphragmatique ; la poitrine ne bouge pas tandis que l'abdomen se gonfle violemment à chaque inspiration ; la voussure est très-manifeste tant au péricarde qu'à l'abdomen. Le cœur se contracte à peine ; on ne sent pas du tout de pouls à la radiale et à peine un frémissement à la fémorale.

Cet état continue deux heures ; alors le corps se refroidit et se couvre d'une sueur froide, et le malheureux succombe aussitôt.

Jusqu'au dernier moment il a joui de son intelligence et répondait aux questions d'une voix entrecoupée mais nette.

BÉRIBÉRI A MARCHE RAPIDE

MINICHY (femme ; vingt-cinq ans).

Entrée le 1er décembre, a ressenti vers le 23 et le 24 novembre un léger mouvement fébrile, puis a commencé à éprouver des douleurs vives dans le ventre. Les urines ont été supprimées, les selles rares, peu abondantes. Elle a éprouvé une lassitude considérable et une anorexie absolue.

Elle ne présente pas d'infiltration ; c'est à peine si les pommettes sont soulevées par un peu de liquide. Elle accuse une souffrance très-vive ; elle ne cesse de se plaindre et d'appeler à son aide. Sa figure exprime l'anxiété. Elle dit éprouver une sensation de brûlure dans tout l'abdomen. Cette sensation existe aussi dans la poitrine surtout du côté gauche ; ces parties sont sensibles au moindre attouchement, la percussion arrache des cris à la malade.

A l'exploration du ventre je trouve que la cavité péritonéale est déjà distendue par une quantité considérale de liquide, la fluctuation est manifeste. Du côté du cœur il n'y a pas de voussure, mais la matité est très-étendue ; elle descend en bas au-dessous du rebord des fausses côtes ; sur le côté gauche, elle s'étend jusqu'à la ligne axillaire ; en haut, jusqu'à la deuxième côte et en dedans jusqu'au milieu du sternum.

A l'auscultation les bruits du cœur sont sourds, profonds ; à la palpation on ne perçoit le choc du cœur que comme une sorte de frémissement presque imperceptible. La paroi pectorale n'est plus soulevée.

Les artères périphériques ne donnent que des pulsations filiformes, imperceptibles si on ne les palpe pas avec beaucoup d'attention.

Les poumons sont sonores. La respiration se fait exclusivement par le diaphragme ; l'abdomen se soulève beaucoup à chaque inspiration ; le thorax est immobile. La malade dit n'avoir pas uriné depuis deux jours.

Le lendemain 2 décembre les symptômes sont les mêmes ; le ventre et l'épigastre sont encore excessivement sensibles. La malade ne cesse de se plaindre.

Le pouls a disparu complétement aux radiales et se sent à peine aux fémorales ; l'épanchement péricardique a encore augmenté.

Le cœur ne s'entend plus, la peau est manifestement refroidie.

Vers le soir la malade éprouve un symptôme nouveau ; ce sont des douleurs vives dans les membres inférieurs, avec sensation de brûlure, d'arrachement, de torsion, qui siégent surtout dans les mollets et qui lui arrachent des cris déchirants. Malgré cela l'intelligence est conservée ; elle comprend les questions et y répond nettement.

Le 3 décembre une nouvelle complication assez fréquente se présente ; la malade rend des crachats écumeux contenant des filets de sang, produisant à leur passage à la gorge une sensation de brûlure. La poitrine est sonore, mais on y entend des râles crépitants à bulles moyennes qui indiquent que de la sérosité s'est épanchée dans les bronches.

La malade a rendu à peu près 200 gram. d'urine donnant un dépôt blanc abondant.

Le pouls ne s'accuse à la fémorale que par une espèce de frémissement.

La peau est froide. Les douleurs sont encore très-vives.

Le 4 décembre les douleurs du ventre et du thorax sont beaucoup moins vives. Les parties sont encore sensibles à la palpation, mais l'épanchement abdominal a sensiblement diminué. La

malade éprouve un calme relatif ; elle déclare souffrir beaucoup
moins ; elle répond aux questions qu'on lui pose. Elle a encore
la force de se rapprocher du bord de son lit, de s'asseoir pour
me permettre de l'ausculter, mais ce calme de mauvais augure
ne me trompait pas ; les yeux fixes, les pupilles inégalement
dilatées, le pouls insensible, ne me laissèrent aucune illusion.

Je l'avais quittée à 7 h. ; à 10 h. du soir on m'appelle, elle
râlait. L'infirmier voulait lui appliquer des sinapismes, elle
s'écria qu'elle préférait qu'on lui coupât le ventre et elle rendit
le dernier soupir.

BÉRIBÉRI A MARCHE LENTE

SIDEY (femme ; trente-quatre ans).

Cette femme a présenté les symptômes caractéristiques du
béribéri tellement nets et complets que je crois devoir en faire
une description plus détaillée que pour les autres observations.

Au début, elle a ressenti cette lassitude invincible, qui force
les malades à rester couchés ; l'anorexie absolue, la constipation ; elle a eu aussi des douleurs plus ou moins vives dans
tout le corps ; elle éprouvait la sensation de la torsion, du dé-
chirement et de la piqûre.

Quand elle se présente à la visite, je constate que la face est
infiltrée ; les joues sont enflées de même que les malléoles. Il
n'y avait aucun épanchement dans les cavités viscérales.

Pendant son séjour à l'hôpital, qui a duré quarante-cinq jours,
elle a présenté les symptômes suivants :

Les traits sont éteints, la voix cassée.

Diminution considérable de l'intelligence ; la malade a perdu toute sa vivacité et répond à peine aux questions.

Le sommeil était nul ; elle était dans une espèce d'assoupissement continuel. Les sens étaient émoussés ; elle ne paraissait pas entendre.

La troubles de la sensibilité ont varié dans le cours de la maladie ; dans les premiers jours, elle éprouvait des douleurs plus ou moins vives dans les membres ; à la fin la sensibilité était tellement éteinte qu'elle ne sentait même plus les piqûres.

Le mouvement était presque complétement aboli ; elle ne pouvait marcher sans tomber, et si on la forçait à sortir pour prendre l'air sur le pont, elle se couchait aussitôt. Elle ne pouvait ni se tourner ni s'asseoir et faisait ses besoins dans son lit parce qu'elle ne pouvait pas en sortir.

Les battements du cœur étaient à peine entendus et ne donnaient à l'extérieur qu'un choc très-léger. Le pouls était filiforme.

La respiration a toujours été libre.

La température était de 37°2, soit 2 à 3 dixièmes au-dessous du chiffre normal.

L'appétit était complétement nul, cependant elle mangeait encore certaines choses, telles que le poulet, les confitures, les œufs durs, mais elle avait pour le riz l'horreur qu'ont tous les malades qui sont atteints de cette affection.

La soif était tellement vive qu'elle réclamait nuit et jour de l'eau ; c'était pour elle une souffrance telle, qu'une nuit elle se leva pour aller boire au charnier et que, ne pouvant ouvrir la porte de l'hôpital, elle urina dans son vase et but son urine. Selles rares, blanchâtres comme du plâtre.

La bouche était sèche, la langue blanche aussi bien sur le dos que sur les bords, à la pointe et sur la face inférieure. C'est un blanc sale dû non pas à des enduits épithéliaux, mais à l'absence complète de sang dans cet organe ; c'est comme une couche transparente sur un fond ardoisé.

Les urines sont très-rares, très-peu denses : 1002.

La peau est sèche, rugueuse, mais les couches dermiques sont infiltrées d'un liquide qui la soulève manifestement.

Dans les derniers jours de la maladie tous les symptômes se sont aggravés. La sensibilité était complétement éteinte, tout mouvement était impossible. Le pouls était imperceptible, on n'entendait plus les battements du cœur. La respiration était encore libre, mais il y avait un peu d'œdème du poumon ; on percevait à l'auscultation des bulles fines et humides.

Trente-six heures avant sa mort elle paraissait être mieux. L'épanchement extérieur il est vrai avait disparu, ce qui est d'un mauvais indice, quand elle a été prise tout à coup par une douleur excessivement violente au cœur, accompagnée d'une angoisse effrayante. Elle pousse des gémissements constants, interrompus à certains moments par des cris déchirants ; les yeux sont fixes et hagards ; elle déchire ses vêtements. La percussion révèle un épanchement considérable dans la péricarde, et une matité très-étendue dont je n'ai pas pu préciser les limites pour éviter des souffrances à la malade.

Cet état a duré vingt-quatre heures ; dix à douze heures avant la mort la scène a un peu changé ; elle a été atteinte d'une roideur de tout le corps, ses yeux étaient grand ouverts et fixés en haut ; elle paraissait souffrir encore beaucoup et poussait des cris déchirants, mais elle ne pouvait répondre et dire d'où elle souffrait.

Deux heures avant la mort elle a été dans un état de calme relatif, elle était sans connaissance mais elle continuait à gémir ; elle a expiré en poussant un cri aigu.

BÉRIBÉRI SANS INFILTRATION

SHEKHOUSSIN (homme ; trente-neuf ans).

Cet homme se présente à l'hôpital dans un état de maigreur extrême. Les membres sont réduits aux os et aux parties fibreuses. Les espaces intercostaux sont creusés et forment de véritables rigoles. A la face la peau appliquée contre les os figure une tête de mort ; le cou est réduit à quelques colonnes fibreuses qui entourent la colonne vertébrale. Le ventre est tellement excavé que sa paroi postérieure est à peine à deux ou trois centimètres de la colonne lombaire.

Il se plaint d'une anorexie absolue, d'une soif très-vive, de constipation. La faiblesse des membres est telle qu'il ne peut se tenir debout ; il est dans un état de découragement complet, il attend la mort avec calme. La voix est cassée, éteinte, il ne répond qu'avec beaucoup de peine aux questions qu'on lui pose. Il accuse une douleur fixe, très-pénible au niveau de la partie postérieure du sternum et de l'épigastre. Les aliments qu'il prend redoublent cette douleur ; du reste il en prend très-rarement, car il a une horreur profonde du riz et de tous les aliments du bord. Il réclame à grands cris du poulet, de la confiture, du pain et surtout de l'eau pour étancher sa soif qui est excessivement vive.

L'examen des fonctions et des appareils ne révèle rien d'important. La poitrine est sonore, il n'y a aucun râle. La région épigastrique est très-douloureuse à la pression. Les bruits du cœur sont sourds, faibles et traînants. Il n'y a pas du tout de liquide dans le péricarde, le pouls est lent, faible, filiforme.

La langue est décolorée et sèche.

Les membres sont tellement faibles que le malade ne peut bouger dans son lit. Dès son entrée il s'est assis sur son séant, les jambes pliées au devant de son abdomen et tout le temps qu'il a passé à l'hôpital il est resté dans cette position sans proférer une parole.

Je lui ai prescrit le traitement ordinaire de ces malades : alcooliques, extrait de quinquina et un régime aussi riche que possible, mais comme dans tous les autres cas, il a complétement échoué. La maigreur a encore fait des progrès, le ventre s'est excavé davantage, il est arrivé à n'être plus qu'un véritable squelette ; bientôt il refuse même ses aliments favoris. Il reste ainsi plusieurs jours sans prendre rien autre chose que de l'eau qu'il réclame toujours avec la même insistance. La voix s'éteint de plus en plus. Le pouls devient de plus en plus faible ; tellement qu'on ne le sent qu'avec beaucoup d'attention. Les bruits du cœur sont imperceptibles. Le murmure respiratoire s'atténue tellement qu'on ne peut plus le percevoir. Enfin un soir ce malade s'éteint par inanitiation, dans un état de maigreur impossible à décrire. Le pouls s'arrête, il y a encore quelques mouvements respiratoires, enfin toute trace de vie disparaît sans qu'il y ait eu aucune marque de réaction, aucun mouvement convulsif.

Ce cas est très-remarquable. A part l'infiltration il a présenté tous les symptômes du béribéri ; il diffère des autres par ceci : que les lésions du cœur au lieu de prédominer comme dans les autres cas ne sont qu'au deuxième plan ; que les altérations du foie et du tube digestif qui empêchent complétement la nutrition ont amené l'autophagie et la mort par inanitiation quand le sujet a épuisé tout le combustible que son corps pouvait renfermer.

10 juin 1878.

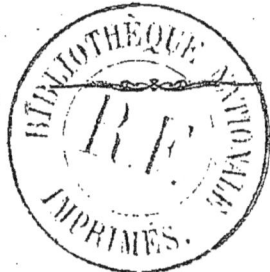